Dr Vassilié M. PETROVITCH
de la Faculté de Médecine de l'Université de Nancy
Ancien lieutenant d'infanterie de l'armée serbe

CONTRIBUTION A L'ÉTUDE
de
l'Insertion Vicieuse du Cordon Ombilical

NANCY
IMPRIMERIE L. BERTRAND
—
1912

Dr Vassilié M. PETROVITCH
de la Faculté de Médecine de l'Université de Nancy
Ancien lieutenant d'infanterie de l'armée serbe

CONTRIBUTION A L'ÉTUDE
de
l'Insertion Vicieuse du Cordon Ombilical

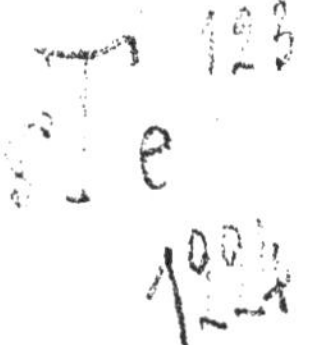

NANCY
IMPRIMERIE L. BERTRAND
—
1912

A LA MÉMOIRE DE MON PÈRE

PROFESSEUR MILORAD PETROVITCH

Mort le 9/22 décembre 1911

A MA MÈRE

Faible témoignage de ma reconnaissance filiale

A MON ONCLE Dr MILAN RADOVANOVITCH

Médecin en chef des Hôpitaux de Belgrade

A MES PARENTS ET AMIS DE SERBIE

A MON PRÉSIDENT DE THÈSE

MONSIEUR LE PROFESSEUR A. HERRGOTT

Professeur de la Clinique obstétricale de Nancy
Membre associé de l'Académie de Médecine
Chevalier de la Légion d'honneur

A MONSIEUR LE PROFESSEUR AGRÉGÉ A. FRUHINSHOLZ

A MES MAITRES DE LA FACULTÉ

A MES AMIS DE FRANCE

CONTRIBUTION A L'ÉTUDE

DE

L'INSERTION VICIEUSE DU CORDON OMBILICAL

AVANT-PROPOS

Avant de quitter la France, notre seconde patrie, où nous avons reçu un accueil charmant, et où, quoique étranger, nous avons trouvé de fidèles amis, nous ne pouvons omettre de lui rendre notre hommage, en remerciant tous nos Maîtres du savoir que nous avons acquis à Nancy pendant les années de notre éducation médicale et intellectuelle. Que nous sommes heureux d'exprimer cette reconnaissance en tête de l'ouvrage par lequel nous achevons notre instruction médicale, et qui nous donnera le droit de dire que nous sommes lié intimement à la science française et que nous appartenons intellectuellement à la culture de ce beau pays ! Par notre promotion d'aujourd'hui, nous commençons à nous considérer comme un des enfants de cette belle et glorieuse France, que nous avons appris à aimer avant de la connaître, et que nous aimons maintenant davantage.

Nous vous remercions tous, nos chers Maîtres, pour les soins que vous nous avez prodigués dans votre enseignement, pendant des années, avec un désintéressement et un dévouement admirables. Nous nous en souviendrons bien des fois au cours de notre carrière.

Nous vous remercions tous, nos chers Amis de France, pour la sincérité avec laquelle vous nous avez reçu dans votre intimité. La peine que nous ressentions d'être éloigné de notre foyer, vous l'avez adoucie par la cordialité que vous nous témoigniez dans le vôtre, au point de nous faire oublier que nous n'étions pas chez nous. De si précieux souvenirs ne s'effacent jamais de la mémoire.

Et quand, plus tard, nous serons là-bas, loin de France, dans notre pays d'origine, nous nous glorifierons d'avoir eu des Maîtres éminents et nous nous souviendrons avec regret que nous sommes séparé d'amis précieux et chers.

INTRODUCTION

La nature et les lois biologiques qui y règnent nous ont toujours intéressé au plus haut degré. La méthode empirique y règne en maîtresse, car c'est par des observations qu'on est arrivé à affronter ses lois, à les pénétrer et les connaître. Elles sont immuables, les lois qui régissent l'univers, elles sont sans pitié, froides et stupides, mais très dociles quand on arrive à les connaître et les capter, car elles n'interviennent que par la relation de cause à conséquence.

Si, à un moment quelconque, une cause intervient, elle produira toujours et inévitablement la chaîne entière des conséquences, qui toutes peuvent être prévues. C'est pourquoi il est de première nécessité d'apprendre à raisonner et à penser si on veut étudier des faits biologiques.

De tout temps, depuis que le monde existe, c'est toujours la question de la vie, de la genèse, qui a intrigué les philosophes, les savants et les penseurs. Rien de moins étonnant que ce soit précisément dans ce domaine qu'on trouve la plus grande richesse de faits et d'observations. C'est dire que nous nous en approcherons sans aucune prétention d'avoir trouvé la pierre, mais en humble curieux de la nature.

En essayant de raisonner un moment sur les faits acquis, et d'assembler les différentes pensées d'autres observateurs, nous voudrions en tirer si possible, dans notre conclusion, une ébauche de règle de conduite pour les exemples qui se présenteront — et pouvoir ainsi, dans les cas d'urgence, intervenir utilement pour interrompre la chaîne des conséquences qui découlent d'une cause non prévue, mais diagnostiquée à temps.

***

Dès notre enfance, nous fûmes attiré vers les sciences naturelles; c'est notre père, dont nous fûmes cruellement séparé avant d'avoir achevé notre nouvelle instruction, qui, le premier, nous initia à aimer la nature, à observer, à raisonner et à penser. Il nous reste un souvenir inoubliable de celui qui, seul, fut jusqu'à sa mort notre intime ami.

Dans nos études secondaires, nous avons eu la chance d'avoir comme professeur un savant éminent et un travailleur infatigable, M. J. JURISIC, qui nous a définitivement conquis à la biologie, par ses causeries en plein air, où l'on observait directement la nature, pendant maintes excursions et herborisations. Il nous est très agréable de nous le rappeler en cette place, pour lui exprimer notre humble reconnaissance.

Dans nos études supérieures, nous fûmes attiré encore davantage vers la biologie par les leçons savantes des maîtres GAIN, CUÉNOT, BOUIN.

Mais ce sont deux maîtres et amis qui nous ont intéressé à l'art des accouchements, qui est en réalité une partie des plus captivantes de la biologie.

M. le professeur A. HERRGOTT, nous a fait le grand honneur d'accepter de présider notre thèse. Par ses leçons aussi pratiques que savantes, il nous a appris à aimer l'art des accouchements; il nous a surtout appris à respecter la conscience médicale et le devoir professionnel. Par sa parole attrayante, il nous a fait connaître et admirer l'esprit français, aimer les humanités et les classiques. Les humanités et les classiques s'en vont, et il n'est que quelques rares maîtres, aux cheveux blancs, qui sont encore là comme l'arrière-garde.

Nous le remercions tout particulièrement pour ce témoignage de bienveillance et d'amitié.

C'est à notre Maître, M. le professeur agrégé A. FRUHINSHOLZ, que nous devons le sujet de notre thèse. Il nous a toujours guidé dans nos études par maints conseils. Nous lui devons de nombreuses connaissances dans l'art des accouchements et dans la manière d'observer cliniquement les femmes en gestation. Comme ami il nous a toujours accueilli avec une bienveillance inépuisable; nous lui exprimons toute notre reconnaissance.

M. le professeur CHRÉTIEN et M. le professeur agrégé LUCIEN ont accepté de faire partie de notre jury; nous les en remercions bien sincèrement. M. le docteur Louis JOB, chef de clinique de la Maternité de Nancy, nous a donné plusieurs conseils et nous a aimablement prêté ses clichés; nous lui en exprimons toute notre gratitude.

CHAPITRE PREMIER

HISTORIQUE

La durée de la grossesse et les conditions physiologiques de la vie de l'œuf, de son accroissement et de sa fin, sont influencées directement par l'implantation de l'œuf dans les organes génitaux femelles. Le mode d'insertion du placenta, le mode d'insertion du cordon ombilical et les dystocies qui en proviennent ont été l'objet d'un grand nombre de travaux.

L'insertion du placenta sur les parties latérales et les parties basses des parois utérines a préoccupé les chirurgiens et les accoucheurs depuis les temps anciens; seulement, les observations des anciens étaient rarement fondées sur des bases scientifiques, même celles de leur temps. Ils se perdaient entre le mystique et le ridicule, ou se pressaient d'ondoyer l'enfant plutôt que de s'occuper de sauver la vie à lui et à sa mère. Le mot de Hendrik van Deventer : « *Nullam, scientiam tam firmo veritatis fundamento gaudere quam hanc artem* », était bien juste, même avec toute sa prétention.

Nous ne pouvons aborder l'historique de l'insertion vicieuse du cordon sur le placenta prœvia-marginal, sans en parler d'abord, car c'est l'insertion vicieuse du placenta qui a attiré l'attention des plus anciens auteurs par les hémorrhagies qu'elle amène et ses dangers pour la vie de la mère. Plus tard, seulement, on a remarqué que la dystocie par l'insertion vicieuse marginale du placenta est encore aggravée par l'insertion vicieuse du cordon et que les dangers pour la vie de l'enfant, dans ce cas, deviennent presque fatals.

Hippocrate semble avoir entrevu l'insertion vicieuse du placenta et l'expulsion de l'arrière-faix avant le fœtus, mais c'est surtout l'hémorrhagie qui le frappe, parce qu'il dit : « *Si muliebri profluvio convulsio et animi defectus superveniant, malum est* ».

Mais, pour les anciens, l'insertion du placenta se faisait régulièrement sur le fond de l'utérus.

Sous l'influence de Fallope (1523-1562), cette opinion prend la valeur d'une loi contre laquelle les auteurs contemporains n'ont pas osé s'élever. Fallope explique certains cas d'hémorrhagie et de placentas à l'orifice du col, comme dus au décollement et au glissement du placenta, depuis le fond jusqu'à l'orifice au moment du travail. Mais cette opinion a déjà été reconnue fausse par Aranzius (1564).

Ambroise Paré, en 1585, s'occupe bien de la question et des cas où : « l'arrière-faix vient le premier, lequel accouchement est appelé « *filius ante patrem* », ce qui, dit-il, est très dangereux » (T. II, p. 712), car « si l'arrière-faix est sorti, alors, infailliblement, on pourra juger que l'enfant est mort ». (T. II, p. 696).

Son disciple, Jacques Guillemeau, en 1621, observe encore mieux le même phénomène. « Lorsque la femme est prête d'accoucher, ayant flux du sang, et que le col de la matrice se trouve ouvert, le chirurgien doit considérer si c'est l'enfant ou si c'est l'arrière-faix qui se présente le premier. Car, le plus souvent, c'est l'arrière-faix qui tombe au col de la matrice et qui le bouche de telle sorte que l'enfant avec les eaux ne peut se présenter... », mais sans pouvoir se détacher de l'ancienne opinion sur l'insertion.

Louise BOURGEOIS, dite BOURCIER, sage-femme de la reine de Médicis, consacre à l'étude des hémorrhagies (1602 et 1626) un beau chapitre, où elle s'exprime d'une façon bien moderne : « ...il y a un accident où il faut promptement accoucher une femme, à quelque terme que ce soit, pour conserver sa vie ».

Une idée nouvelle sur la possibilité de l'insertion du placenta sur la partie basse de la paroi utérine commence avec PORTAL (1685), qui la reconnaît déjà dans plusieurs observations où le placenta adhérait à l'orifice interne du col : « quelquefois, il peut s'insérer au voisinage du col et vers la fin de la grossesse; quand celui-ci vient à se dilater, le placenta se déchire... » Cette complication fut étudiée aussi par Philippe PEU (1694). Elle est également bien décrite par MAURICEAU, qui lui devait la mort de sa sœur, mais qui n'est pas débarrassé de l'ancienne opinion sur l'insertion du placenta au fond, même dans la VIe édition de son *Traité des maladies de femmes*, de 1721 (la première étant de 1681, sur les observations écrites depuis 1668). Son IIe tome d'observations ne relate pas de faits vraiment utiles. On trouve chez ses contemporains des observations beaucoup plus utiles et plus instructives. C'est Mauriceau qui a recueilli les premières observations de procidence du cordon, publiées avant lui par Viardel, Christophe Wœltern et Portal.

Deventer, si attaqué par Levret, nie formellement que le placenta puisse s'attacher ailleurs qu'au fond de la matrice, même contre sa propre observation : « que le sang caillé colle quelquefois si étroitement le placenta à l'orifice de l'utérus qu'on le prendrait pour une excroissance de la partie... ».

Nortwik, dans une autopsie où la matrice contenait encore le fœtus, constata : que le chorion est trop intimement adhérent à la muqueuse de la matrice pour que l'œuf puisse se retourner dans la matrice et, par glissement, présenter le placenta le premier à l'orifice.

Schacher, de Leipzig, et son élève Seiler, en 1709, font l'autopsie d'une femme morte d'hémorrhagie et constatent anatomiquement l'insertion sur l'orifice interne du col.

Keister, dans son *Compendium anatomique*, dit qu'il n'y a aucun lien certain pour l'attache du placenta à la matrice. Vanhorme, Platner observent des cas semblables.

Brunner, dans la *Commerc. Litt.* de Nuremberg (année 1731, sp. 2, p. 14), souscrit à l'avis de De Graaf, qui assure qu'il n'y a pas un lien certain et déterminé pour cette attache. Il cite encore, comme étant du même avis, Slevogitus, Scacherus. Smellie a des idées semblables.

Petit, avec Dorlet et Engerran, tous les trois maîtres en chirurgie à Paris, communiquent (1723), à l'Académie Royale des Sciences de Paris une observation sur l'insertion du placenta qui se trouvait « à l'orifice interne et le bouchoit exactement, excepté dans un endroit où il n'était pas collé ». Amand, en 1715, a déjà cité un cas semblable où « tout était bouché ».

Muller, de Strasbourg, en 1731, *Comm. Litt.*, sect. 9, dit aussi qu' « il s'attache souvent à d'autres parties de ce viscère ».

Guyot, maître en chirurgie de Genève, envoie à Levret deux observations qui, comme dit ce dernier, « confirment sur le vivant, ce que le fait communiqué par M. Petit constate sans réplique sur le cadavre ».

Buzan, chirurgien collégié de l'Université royale de Turin, envoie à Levret (1749), dans sa lettre, des observations bien précises sur l'insertion du placenta sur l'orifice interne du col; il donne surtout, dans une de ses deux observations, une description de l'insertion du cordon tellement frappante qu'il lui manque seulement d'être nommée « insertion vicieuse » pour qu'elle devienne classique. Il a fait même l'autopsie, la femme ayant succombé, et avec son collègue de l'Université, Conti, il a constaté l'insertion vicieuse du placenta, condition nécessaire pour l'insertion vicieuse du cordon.

Mais c'est Levret, la grande autorité du xviiie siècle, qui, en se basant sur ses observations personnelles et sur un grand nombre d'observations d'auteurs bien connus, et après avoir combattu acharnément Deventer, donne, en 1753, le dernier coup aux vieilles opinions et prouve le premier, d'après Leroux (1776), son disciple distingué, et plusieurs autres, que le placenta prœvia prend son insertion dans la partie inférieure de l'utérus, en achevant le chapitre (pages 115 et 116) : « ...qu'il peut fortuitement s'attacher, non seulement dans tous les points de la surface interne de cet organe indistinctement, mais même dans le col propre de ce viscère, bouchant son orifice ».

Smellie, en 1754, émet la même opinion; il parle aussi des procidences du cordon.

Levret rapporte encore les premières observations sur l'insertion vicieuse du cordon sur le placenta prœvia-marginal, en créant même la loi qui porte son nom et en donnant quelques descriptions vraiment bien modernes et dont nous reparlerons davantage dans notre chapitre d'étiologie.

Après Levret, l'insertion vicieuse du placenta et du cordon ne furent plus mises en doute; à lui en revient tout le mérite, malgré l'opinion de certains auteurs qui pensent le diminuer en alléguant le grand nombre d'observations semblables dues à ses contemporains. Mais c'est toujours l'histoire de l'œuf de Colomb...

Les idées étant changées, le terme devient même nécessaire, car nous trouvons déjà, en 1769, dans un manuel d'instruction pour les sages-femmes, de Didelot, maître en chirurgie de Nancy (page 109), ce passage : « Je n'ai jamais vu cette position de l'arrière-faix; les sages-femmes savent qu'il est ordinairement placé dans le fond de la matrice; mais cependant, on ne peut douter que quelquefois il se trouve à la circonférence de son orifice interne, c'est-à-dire à l'endroit opposé à celui où il est ordinairement, et où la matrice s'ouvre pour le passage de l'enfant ».

Après Levret, qui crée la loi de l'insertion du cordon, laquelle, heureusement, n'est pas tout à fait rigoureuse; après Mauriceau et Smellie, qui parlent des procidences du cordon, les travaux se multiplient et nous ne citerons que les auteurs traitant les questions en rapport seulement avec le cordon lui-même et ses insertions.

Levret, lui-même, décrit l'insertion marginale du cordon et le placenta en raquette.

ZELLER, de Vienne, plus tard, remarque qu'il y a une relation de cause à effet entre l'insertion vicieuse du placenta et la procidence du cordon. Desseux, Czone, Büscher, admettent la prédisposition. Ils sont appuyés dans cette manière de voir par Michaïlis, Stark, Siebol.

WRISBERG, en 1770, décrit l'insertion vélamenteuse et lui donne le nom qu'elle porte aujourd'hui. Un peu plus tard, SANDIFORT reprend l'étude de cette insertion et en signale la rareté. En 1801, LOBSTEIN, de Strasbourg, est l'auteur d'un travail important sur cette question.

D'après MULLER, BRAUN et SPIEGELBERG, qui reprennent les idées jadis émises par Levret et Barmes sur l'insertion du cordon, il naîtrait au bord du placenta qui serait le plus voisin du col, d'où la fréquence de la procidence du cordon. Depuis, tous les auteurs admettent l'insertion du placenta au voisinage de l'orifice du col comme des causes de prédisposition aux insertions anormales du cordon et à sa procidence.

CRÉDÉ, en 1854, fait la statistique de l'insertion du cordon sur les 343 placentas insérés normalement, d'où il ressort qu'elle est plus souvent excentrique.

CHARPENTIER, dans son *Traité d'accouchements*, résume, pour l'insertion du cordon sur le placenta prœvia : « elle est la plupart du temps excentrique, très souvent marginale, quelquefois vélamenteuse ».

En 1866, HUTTER a fait un travail pour essayer de démontrer les troubles chez l'enfant par l'insertion vélamenteuse du cordon. SCHULTZE, en 1867, considère que la vésicule ombilicale, avec son adhérence au chorion, empêche la gaine amniotique de ramener tous les vaisseaux sur le placenta, d'où les anomalies. THÉVENOT combat, plus tard (1881), cette théorie.

AUVARD, en 1886, dans sa thèse d'agrégation, sur le traitement des placentas prœvia, ne fait aucune distinction spéciale pour les insertions vicieuses du cordon dans ce cas.

Enfin, comme dans le temps où Levret avait classé comme un fait définitivement reconnu le placenta vicieusement inséré sur les parties basses de l'utérus, le placenta prœvia marginal même central, les observations d'insertion vicieuse du cordon sur ce placenta se multiplient, surtout le temps dernier, depuis que M. PINARD a donné par son autorité actuelle la détermination semblable pour l'insertion vicieuse du cordon.

En 1876, CHANTREUIL, dans sa thèse d'agrégation, montre l'obscurité de la symptomatologie de l'insertion vélamenteuse. En 1829, POULLET, de Lyon, s'appuyant sur deux observations, accuse l'insertion vélamenteuse d'amener la rupture prématurée des membranes. Il est vivement combattu par HUGUES, de Montpellier, et BESSIÈRE, de Paris.

PINARD, en 1886, touche la question en remarquant les dangers de cette complication anatomique, heureusement assez rare encore, avec le voisinage du col, en lui donnant plus tard, dans son enseignement oral et écrit, la dénomination « insertion vicieuse du cordon ».

PORAK, en 1888 et en 1897, donne deux observations typiques, en insistant spécialement sur les procidences irréductibles causées par les insertions déclives et la compression fatale d'un cordon inséré bas.

Les thèses des **Fréal** (1891), **Gibory** (1893), **Rouch** (1894), **Bruneau** (1897), **Perrossier** (1900), rapportent de nouveaux faits d'insertion vicieuse du cordon, mais sans y insister particulièrement.

Mlle **Dylion**, en 1890, dans sa thèse, fait remarquer des cas d'insertion du cordon en raquette au bord supérieur des placenta prœvia tout à fait marginaux — faits contre la loi de Levret — mais sans parler de la gravité des cas contraires.

Commandeur, en 1898, rapporte un cas de mort du fœtus à la fin de grossesse, par compression du cordon au moment où la tête se fixe.

Le professeur **Pinard** consacre toute une clinique de l'année scolaire 1902 à l'étude de l'insertion vicieuse du cordon. Il insiste tout particulièrement sur les procidences irréductibles, la souffrance et la mort du fœtus dans les cas de vraies insertions vicieuses du cordon, vélamenteuses ou marginales basses, mais sur le placenta vicieusement inséré sur le bord de l'orifice interne du col, en montrant dans ces cas spéciaux, les seuls réellement dangereux, l'inéluctabilité fatale des accidents.

En 1904, ses deux élèves, **Auby** et **Labelle**, dans leurs thèses, inspirées par les idées de leur Maître, insistent tout particulièrement sur ce terme, *insertion vicieuse du cordon*, et son importance clinique. En 1903, **Lafitedupont** en fait même sa thèse.

En 1911, notre ami et collègue **Louis Job** rapporte deux observations très typiques, avec la mort des fœtus. C'est d'après ces deux cas, surtout, que M. le professeur **Fruhinsholz** nous a conseillé de refaire la question et d'essayer d'apporter quelques nouvelles contributions à son étude.

CHAPITRE II

Anatomie et Embryologie

Le cordon ombilical (*funiculus umbicalis*) renferme les liens vasculaires entre la mère et le fœtus. Il sert essentiellement au va-et-vient du sang entre le fœtus et les villosités choriales ou placentaires. Par une de ses extrémités, il s'attache au placenta, et, par l'autre, à l'ombilic du fœtus. Il parcourt ce trajet non seulement en se courbant en sinuosité et en anses variables, mais en se tordant aussi sur lui-même, en décrivant des tours de spire qui se dirigent de gauche à droite, en allant de l'embryon au placenta.

A terme, il se présente sous l'aspect d'une tige molle, blanchâtre, luisante et bosselée, longue, le plus souvent, de 40 à 80 centimètres, ayant environ le volume du petit doigt.

Le cordon est essentiellement constitué par la veine ombilicale, autour de laquelle s'enroulent les deux artères de même nom, le tout plongé dans un tissu conjonctif spécial nommé « gélatine de Wharton », engaîné à son tour par l'enveloppe amniotique.

Le cordon est formé, au point de vue embryogénétique, de deux pédicules primitifs : vitellin et ventral ou allantoïdien, renfermant : le premier, les vaisseaux de la première circulation, et le second, le canal et les vaisseaux allantoïdiens, le tout couvert par l'amnios.

L'allantoïde est constitué par un diverticule entodermique parti de l'intestin terminal de l'embryon. Les parois de ce diverticule, refoulées par l'accumulation d'un liquide à l'intérieur, s'allongent en refoulant devant lui la lame somatique, dont il se coiffe. Il s'enfonce dans le mésoderme et forme la protubérance allantoïdienne. Le bourgeon allantoïdien, avec le diverticule entodermique qu'il contient alors, fait saillie dans le cœlome extra-embryonnaire, le remplit, en venant s'appliquer sur la face interne du chorion amnyogène. Le segment proximal du diverticule se rétrécit en donnant le canal allantoïdien, qui ne tarde pas à se rétrécir complètement, tandis que son extrémité distale se renfle, en formant la vésicule allantoïdienne; le pédicule se nomme « ouraque ».

Dès le commencement, le mésoderme formant les parois du canal rétréci si vite, est traversé par la nouvelle vascularisation et formera le cordon définitif, quand l'amnios l'enveloppera avec le reste de la première circulation après son cloisonnement de deux proamnios. Le mésoderme ainsi vascularisé, et poussé par la vésicule allantoïdienne, se fusionne ensuite avec la région de l'ectoplacenta du chorion amniogène et forme alors, ainsi dédoublé, le placenta fœtal.

L'ectoplacenta est muni de grosses villosités ectodermiques, pénétrées ultérieurement par des vaisseaux sanguins provenant de la vascularisation allantoïdienne. Ces villosités ainsi vascularisées s'enfoncent dans la muqueuse utérine, s'y cramponnent, au moyen des villosités-crampons et forment le placenta définitif.

Pendant le premier mois, l'amnios est appliqué intimement à la surface du corps de l'embryon humain. Le cordon, alors, quoique constitué déjà, est trop court pour se nommer le cordon.

A partir du premier mois, le liquide amniotique prolifère s'épanche dans la cavité amniotique, et les parois de l'amnios s'écartent progressivement de l'embryon. La paroi de l'amnios se continue du côté ventral avec la somatopleure embryonnaire, au niveau de l'ombilic, et elle se rabat sur le pourtour des deux pédicules primitifs, déjà signalés au commencement. Le pédicule de la vésicule ombilicale s'atrophie vite, et il n'en reste que des traces, plus tard, dans le cordon.

Comme l'amnios était déjà intimement appliqué au pédicule allantoïdien, il finit par faire de ce tout une seule tige cylindrique, le cordon, dans l'épaisseur duquel nous trouvons des vestiges de son développement successif, c'est-à-dire :

a) Les traces du pédicule vitellin, son canal vitellin ou omphalo-mésentérique, avec ses vaisseaux d'apport ou de la petite circulation dans la première circulation fœtale : l'artère et la veine omphalo-mésentériques;

b) Le vestige du pédicule de l'allantoïde qui fait suite à l'ouraque, avec le canal allantoïdien rétréci et ses vaisseaux allantoïdiens ou vaisseaux de la deuxième circulation;

c) Enfin, l'allantoïde et son canal étant disparus, les seuls vaisseaux ombilicaux, qui rétablissent la circulation entre le fœtus et le placenta.

Dans les deuxième et troisième mois, le cordon ainsi formé augmente sensiblement de longueur. De 2 millimètres vers le vingt-cinquième jour, il s'allonge jusqu'à 12 centimètres à la fin du troisième mois et commence à subir ses torsions. Le tissu conjonctivo-vasculaire du pédicule ventral, en se vascularisant par les vaisseaux allantoïdiens ou ombilicaux, devient le tissu muqueux de la gelée de Wharton.

A ce moment, son développement est définitif, et on peut le considérer comme un organe anatomiquement normal, en nous présentant ses anomalies et ses viciations.

CHAPITRE III

Définition

D'après les notions anatomiques que nous venons d'exposer, le cordon devrait s'insérer toujours au centre ou vers le centre du gâteau placentaire, et c'est là l'insertion normale.

Mais souvent l'insertion se rapproche du bord du placenta. Quand le cordon s'attache sur le bord même du placenta, celui-ci prend le nom de « placenta en raquette », et l'insertion se nomme alors « insertion marginale ».

Le cordon peut sembler être attaché sur les membranes de l'œuf, plus ou moins loin du placenta, ses vaisseaux s'épanouissant et rampant sur les membranes pour se rendre isolément au placenta. Cette anomalie d'insertion porte, d'après Wrisberg, Benckiser, et surtout d'après Lobstein, le nom d' « insertion vélamenteuse ».

Toutes ces insertions excentriques, formant la majorité des cas, ne présentent pas de danger remarquable et imminent pour la vie du fœtus. Les insertions marginales et les insertions vélamenteuses, sur un placenta situé haut, peuvent ne donner aucune inquiétude, ni pour la vie du fœtus, ni pour celle de la mère; elles sont intéressantes seulement comme extrême degré dans la variation de l'insertion excentrique sur le placenta normal. Ce sont des anomalies, des insertions anormales, qui ne sont pas amenées à produire indubitablement des accidents par leur état anatomique. Ce ne sont que des insertions marginales, mais non obligatoirement vicieuses.

Pinard dit bien qu' « une insertion du cordon n'est pas vicieuse parce qu'elle est marginale ». Porak est de cet avis, en disant que « l'insertion vélamenteuse du cordon n'appartient pas aux grandes raretés, lorsqu'elle n'est pas trop éloignée du bord du placenta; quel que soit son éloignement, elle ne présente pas non plus un bien grand intérêt clinique quand elle se produit au bord supérieur ou sur les bords latéraux du placenta; elle devient heureusement très rare et malheureusement très grave quand le placenta s'insère sur le segment inférieur de l'utérus et qu'elle-même se trouve sur le chemin que doit parcourir le fœtus pour sortir hors des organes génitaux de la mère ».

Une seule disposition particulière de l'insertion du cordon, bien décrite par M. Pinard, mérite d'attirer spécialement l'attention. C'est, comme il le dit dans son enseignement : « Lorsque le placenta étant inséré sur le segment inférieur, le cordon vient s'insérer sur lui, soit au niveau du bord supérieur, soit au niveau du centre : on ne constate dans cette disposition rien de plus particulièrement dangereux pour la vie de l'enfant. Il n'en est pas de même lorsque le cordon s'insère sur le bord inférieur *du placenta affleurant l'orifice utérin.* Par suite du voisinage immédiat de son insertion placentaire avec l'orifice utérin, le cordon se trouve fatalement situé au-dessous de la présentation fœtale. Quelques efforts que l'on puisse faire pour le réduire avec la main, il retombe toujours. La mort de l'enfant est fatale si la descente et l'expulsion de la présentation ne se font pas avec une extrême rapidité. On n'a même pas, dans ces cas, la ressource si précieuse que fournit l'emploi du ballon de Champetier de Ribes pour maintenir le cordon élevé. En effet, le ballon lui-même aggrave la situation parce qu'il comprime fortement le cordon qu'il se propose de maintenir réduit ».

Cette disposition particulière où l'insertion du cordon est marginale sur la portion inférieure (ou déclive) d'un placenta attaché lui-même vicieusement sur le segment inférieur, selon le mode de placenta prœvia marginal, acquiert, par cette complication de deux viciosités, une gravité clinique très grande pour la vie du fœtus et celle de la mère.

Cette disposition, nous l'appellerons *insertion vicieuse du cordon.*

CHAPITRE IV

Etiologie et Fréquence

Il n'est pas indifférent au point de vue du développement de l'enfant et de la durée de la grossesse, que le placenta soit inséré en tel ou tel point de la paroi utérine. La grossesse évoluera mieux si le placenta est inséré sur la partie haute ou sur la partie moyenne de l'utérus, que si l'œuf est greffé dans le voisinage du col. Mais la place d'implantation du placenta a de même une forte influence sur l'insertion du cordon.

Crédé, en 1854, a fait une statistique de l'insertion du cordon sur 343 cas de placenta inséré normalement et il a trouvé : 109 fois seulement l'insertion centrale, 104 fois excentrique, 52 fois près du bord du placenta, 8 fois sur le bord et 10 fois vélamenteuse.

Il est donc normal que le cordon soit inséré hors du centre. Mais, en général, l'insertion du cordon sur un placenta prœvia est plus souvent encore excentrique et beaucoup plus souvent marginale.

Levret a bien étudié la variation de l'implantation du cordon sur le placenta, et il a été frappé de ce fait, que plus le placenta se rapproche de l'orifice utérin, plus le point d'insertion de la tige funiculaire a tendance à s'abaisser.

Il est très catégorique, et ses conclusions sont bien connues en tant que loi de Levret. Sa théorie est : « plus le centre du placenta sera situé inférieurement, et plus le cordon sera attaché près de sa partie la plus basse, en sorte que, si le placenta a l'un des points de sa circonférence près de l'orifice de la matrice, ce sera à ce même point qu'on trouvera le cordon attaché ».

Mais de nombreuses observations nous prouvent qu'heureusement la loi de Levret n'est pas tout à fait exacte. Nous avons rencontré, dans la littérature, des observations où l'insertion du cordon sur un placenta prœvia, même marginal, est au contraire sur la partie opposée, tout à fait sur le bord placentaire, en haut (IIIe et IVe observations, dans la thèse de Mme Dylion).

M. Auvard a plutôt raison en disant que l'insertion du cordon est indépendante de l'insertion, en ajoutant que : « cependant, quand l'insertion du cordon se latéralise, elle se rapproche plus volontiers de l'orifice utérin ». C'est moins précis que la loi de Levret, mais la vérité est que cette loi n'est pas absolue.

La fréquence de l'insertion vicieuse du cordon ne peut pas encore être établie. D'abord parce que le terme n'est pas encore définitivement fixé; puis parce que les observations même d'insertions anormales, sans dangers, sont déjà assez rares; et aussi la définition vicieuse telle que nous la comprenons diminue encore le nombre de ces cas déjà rares en eux-mêmes.

Les cas d'insertion vélamenteuse simple sont heureusement déjà peu fréquents. D'après Haliday Crom, elle se rencontre une fois sur 250; Hugues la trouve une fois sur 149, Lefebvre 133 fois sur 15.894 observations, Rondot 32 fois sur 4.571 observations, Auvard une fois sur cent. Lafitedupont ne l'a rencontrée que 181 fois sur 27.712 observations, et encore de ces 181 cas, seulement 50 fois inférieure.

Le même auteur a trouvé, sur ces 27.712 observations : 2.100 insertions marginales, dont seulement 108 inférieures et 1.992 supérieures ou latérales. En y ajoutant les cinquante inférieures vélamenteuses, on arrive à un chiffre heureusement peu élevé d'insertions inférieures. Il donne plus loin le tableau des insertions vicieuses par année, pendant 13 ans, mais nous pensons que les chiffres sont un peu élevés, car dans ses 49 observations d'insertion vicieuse du cordon dans sa thèse, pour une année, nous en avons trouvé beaucoup où le petit côté de l'ouverture des membranes varie de 11 jusqu'à 18 centimètres (XII° Obs.), ce qui prouve qu'elles ne font déjà plus partie des cas d'insertion basse du placenta. Ainsi, la statistique de 13 ans sur 108 cas perd beaucoup de sa valeur. Dans son « *nota bene* », à la fin, il dit d'ailleurs lui-même, en signalant les quelques observations vraiment intéressantes : « que les autres observations d'insertions vicieuses concernent les accouchements on ne peut plus normaux et n'offrent aucun intérêt ».

Auby ne cite que trois cas où l'insertion vicieuse du cordon a été observée pour une année à la clinique de

Baudeloque (1903). Les enfants étaient morts. Auby a donc compris l'insertion vicieuse strictement dans la définition que nous venons de tirer à la fin du chapitre IV.

D'après la loi de Levret et d'après la condition des placentas affleurant l'orifice utérin, la cause de l'insertion vicieuse du cordon serait l'effet de la pesanteur; c'est-à-dire : elle est mécanique et sous la dépendance de l'insertion vicieuse placentaire agissant comme cause déterminante. Cette viciosité placentaire serait déterminée, d'autre part, par des contractions utérines produites immédiatement après la conception (Müller), ou par des ébranlements communiqués à l'œuf par les secousses du chemin de fer, qui détermineraient le glissement du placenta dans le segment inférieur (Pinard). Cela sortant de notre sujet, nous ne noterons que les noms d'auteurs qui s'en sont encore occupés, tels que : Schatz, Allfeld, Keilman, Kaltenbach, Hubrecht, Bouin.

La fréquence, si difficile à déduire, n'a pas tant d'importance en clinique que les conséquences qui proviennent de l'insertion vicieuse du cordon et que nous allons étudier dans notre chapitre des études cliniques.

CHAPITRE V

Etudes Cliniques

A) Pendant la Grossesse

Aux premiers mois de la grossesse, l'influence de l'insertion vicieuse du cordon est presque nulle. Comme cette insertion dépend de l'implantation du placenta, c'est cette dernière qui attire tout l'intérêt clinique.

A mesure que le fœtus se développe, l'insertion vicieuse du cordon peut devenir cause qu'une partie fœtale, qui se présente devant le col, vienne comprimer le tronc vasculaire en un point quelconque, près de l'insertion. Comme son insertion est basse et toujours plus basse que le pôle qui se présente le premier, le cordon se trouve, avec ses vaisseaux, inévitablement entre les parois et ledit pôle. Cette compression est d'autant plus facilement réalisée que l'insertion vicieuse est elle-même compliquée, étant vélamenteuse.

Il se produit alors un ralentissement, un arrêt même dans la nutrition du fœtus; et si cette compression durait trop longtemps, elle amènerait la mort du fœtus ou l'avortement.

Dans notre statistique, à la fin de ce chapitre, nous avons trouvé que le poids des enfants, venus même à terme, dans les observations notées, était sensiblement au-dessous de 3.250 grammes, poids moyen à la naissance normale à terme.

A cause de ce ralentissement de la circulation, les échanges gazeux ne se font pas régulièrement ; il y aurait une accumulation de l'acide carbonique dans la circulation placento-fœtale, qui produirait, comme disait notre maître, le professeur A. Herrgott, dans son enseignement clinique du 28 décembre de l'année dernière, la « stupeur » de la fibre musculaire lisse utérine et des intestins du fœtus, et alors : l'enfant souffrira et rendra le méconium sous cette convulsion de ses fibres intestinales lisses, et le travail prématuré des muscles utérins lisses commencera, qui finira par l'avortement.

Mais, comme la compression est plus facilement réalisable quand le fœtus devient plus gros, c'est-à-dire quand il approche du terme, ces mauvais échanges gazeux influenceront beaucoup les accouchements un peu avant terme, ce que nous trouvons aussi dans notre statistique, les accouchements se faisant plus souvent avant terme.

Nous disons « influenceront beaucoup », parce que par l'implantation basse du placenta, par les hémorrhagies qui en résultent, par les caillots sanguins formés et dilatant le col mécaniquement, les chances d'un accouchement avant terme sont déjà bien assez grandes, et il ne faut pas beaucoup pour mettre les muscles utérins en travail.

Comme l'implantation du placenta se fait sur le segment inférieur, les parties fœtales ne peuvent venir s'appliquer, à la fin de la grossesse, sur l'aire du détroit supérieur, et elles créent par conséquent obstacle à l'accommodation de la présentation. Le fœtus n'étant pas fixé et ballottant plus facilement, le cordon déjà inséré vicieusement tire sur son point d'insertion au placenta. Et comme celui-ci a acquis, au sixième mois, tout son développement, tandis que le segment inférieur de l'utérus continue à s'accroître, il résulte, de ce défaut de parallélisme, des tiraillements qui produisent le décollement du placenta et, par suite, des hémorrhagies si redoutables dans les derniers temps de la grossesse.

D'après Pinard, c'est l'insertion basse du placenta qui est la cause principale de la rupture prématurée des membranes; mais quand l'insertion vicieuse du placenta est encore compliquée par l'insertion vicieuse du cordon, les tiraillements que nous venons d'exposer augmentent encore la puissance du premier facteur.

B) **Pendant le Travail**

Le travail, une fois commencé, quelle influence peut avoir l'insertion vicieuse du cordon ?

Le col s'efface, l'orifice se dilate et, en présence du placenta inséré bas sur la circonférence de l'orifice interne et bien inerte devant cette dilatation, les hémorrhagies se produisent. Le fœtus s'accommodant tardivement au détroit supérieur, reste mobile et, par les tiraillements de son cordon inséré vicieusement, augmente les hémorrhagies par l'arrachement forcé du placenta.

Ces hémorrhagies sont graves, surtout pour la mère; mais si l'insertion vicieuse est faite sous la variété vélamenteuse, elle peut donner lieu à la rupture d'un des vaisseaux au moment de la rupture des membranes et produire alors la mort du fœtus par l'hémorrhagie fœtale.

La rupture des membranes étant faite sans accident, le fœtus est encore exposé aux risques de la compression des vaisseaux. La compression peut être légère, et alors le fœtus rend seulement le méconium, comme nous l'avons déjà dit, et ne paraît pas autrement souffrir; si elle est plus forte, le fœtus meurt ou naît en état de mort apparente et aura besoin d'être ranimé; cette asphyxie du fœtus équivaut à l'hémorrhagie de la mère.

Mais la complication la plus redoutable qui se produit en cas d'insertion vicieuse du cordon, c'est sa procidence.

Le cordon est-il inséré au bord supérieur du placenta ou dans son voisinage, les dangers de la procidence existent, mais la complication est loin d'être fatale. Si le placenta n'est inséré que partiellement sur le segment inférieur, l'insertion du cordon à la partie haute du placenta se fait en dehors du segment inférieur, au-dessous de la zone dangereuse, et les dangers de procidence ne sont pas plus grands qu'avec une insertion du cordon au bord inférieur d'un placenta inséré entièrement en dehors du segment inférieur. Mais, comme dans l'insertion vicieuse du cordon, il est au bord même de l'orifice utérin, la procidence est fatale.

Dans l'accouchement eutocique, la présentation remplit la cavité pelvienne et ne laisse aucun espace dans lequel pourrait s'engager soit le cordon, soit un membre; tandis qu'avec l'insertion vicieuse, le cordon est en quelque sorte en danger permanent de procidence ou de latérocidence, son point d'attache étant au bord de l'orifice interne du col. Le placenta prœvia marginal, condition *sine qua non* de l'insertion vicieuse du cordon, empêche l'accommodation du fœtus, la tête ou le siège qui se présentent ne formant pas le bouchon dans la filière pelvi-génitale, et la procidence se produit alors inévitablement. Le cordon, étant déjà, par son insertion, amené à l'orifice, glisse à côté des parties non accommodées, entraîné par le « flot de l'eau ».

Porak écrivait, en 1888, que l'insertion du cordon sur le bord inférieur du placenta, entraîne deux conséquences graves à signaler : la nécessité de la procidence et l'impossibilité de sa rétropulsion.

Et, en réalité, la procidence, dans les cas d'insertion vicieuse du cordon, est irréductible à cause de sa disposition anatomique, qui fait que l'attache placentaire, en tous les cas, reste en avant du pôle qui se présente au commencement.

Si la procidence complète ne se produit pas, le fœtus souffre quand même par la compression du cordon, et il est en grand danger de mort ; mais si la procidence se produit, la rétropulsion est impossible, et la mort de l'enfant en est la conséquence nécessaire.

Il suffit de regarder les deux figures représentant les délivres des observations n^{os} I et II et empruntées à M. Louis Job, en s'imaginant le placenta en place dans la cavité utérine, pour bien comprendre avec lui « que, si la chute du cordon dans le col utérin voisin ne se produit pas, si, en un mot, il ne se constitue pas de procidence vraie, fatalement se trouve réalisée, au moment de l'engagement, la disposition désignée par Budin sous le nom de « latérocidence », et par Pinard sous le nom « procubitus ».

Ici, ce n'est plus le cordon qui coule entre la présentation et les parois de l'excavation pelvienne, c'est au contraire la présentation, en s'engageant, qui vient comprimer le cordon fixé, amarré au voisinage du col par son point d'insertion placentaire bas situé; et le résultat final est identique.

Nous remarquerons ici que l'on ne devrait pas appeler cette disposition spéciale de l'insertion vicieuse du cordon qui remonte seulement au fœtus à côté de la présentation qui le comprime, ni « procubitus », ni « latérocidence », ni « paracidence » (Gibory, Lepage), parce qu'ici n'existe pas la vraie disposition, l'autre bout du cordon se trouvant à l'orifice du col et en avant de la présentation fœtale, le cordon ne faisant pas une anse.

Pendant la suite du travail, la partie fœtale qui s'engage, descend et pousse devant elle le placenta et le cordon inséré vicieusement; et alors le placenta continue à se décoller, le cordon à être comprimé davantage. Les dangers augmentent, et pour la mère et pour l'enfant, la mort de ce dernier étant le plus souvent la dernière conséquence, si l'accouchement n'est pas achevé le plus vite possible.

c) **Observations**

Des observations, que nous rapporterons, nous avons tiré seulement un résumé qui concerne des faits comprimés et intéressants pour notre question de l'insertion vicieuse.

Nous avons recherché dans la littérature les observations qui répondaient strictement à notre définition de l'insertion vicieuse du cordon; c'est ce qui explique le nombre peu élevé de ces observations, d'ailleurs assez rares. Leur nombre n'est pas encore suffisant pour tirer de lui une ferme statistique de fréquence et de pronostic. Voilà la raison pour laquelle nous n'en avons tiré que quelques lignes conclusives et des faits qui se font remarquer, même dans un nombre restreint.

OBSERVATION I

ORIGINE : De la Maternité de Nancy ; année 1911 ; rapportée par M. Louis JOB, chef de clinique.

GROSSESSE : Multipare, âgée de 26 ans, enceinte pour la septième fois. Rien à signaler dans ses antécédents obstétricaux. Parite I ; durée : 7 mois environ.

Incidents : Le jour d'entrée à la Maternité, perd un peu de sang, sans douleurs. Le lendemain, l'hémorrhagie réapparaît.

ACCOUCHEMENT : Présentation par le sommet.

Toucher : Le col permet l'introduction de deux doigts ; on trouve à droite et en avant le bord du placenta, à gauche, les membranes.

Incidents : Les douleurs ont cessé le 2 au soir et réapparaissent le 3 au matin avec un suintement de sang. A onze heures, l'hémorrhagie s'accentue et on retire du vagin deux cents grammes de caillots.

Procidence : Dilatation à peine comme une pièce de 50 centimes ; le cordon, animé de battements, tombe dans le vagin. Rétropulsion infructueuse. En outre, la procidence du pied droit.

Les Délivres dans l'Insertion Vicieuse du Cordon

(Les deux cas de la Maternité de Nancy, rapportés en 1911 par M. Job).

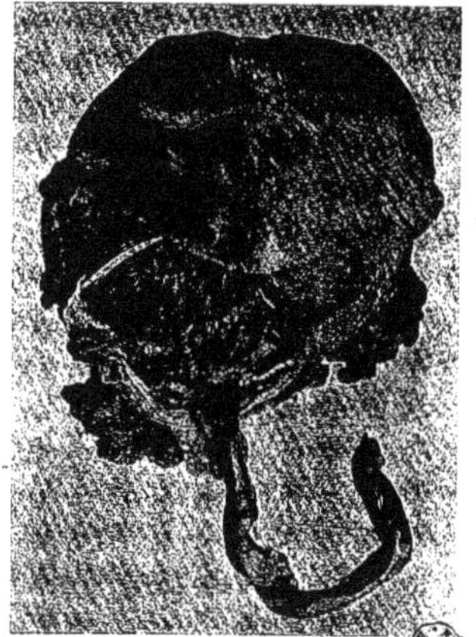

Fig. 1 (Observation I)

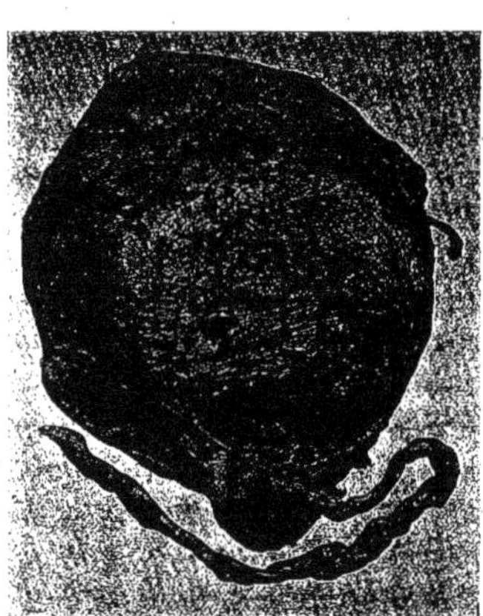

Fig. 2 (Observation II)

Intervention : A 11 heures, M. le professeur Herrgott conseille de rompre les membranes. A 6 heures et demie, il conseille de nouveau l'introduction du ballon de Champetier, grand modèle. A 8 heures 50, l'extraction par version podalique.

On a pratiqué la rupture artificielle des membranes avec une pince de Kocher.

Délivrance : 5 minutes après, par expression et tractions combinées.

Placenta de 300 grammes. Insertion vicieuse marginale.

Cordon inséré à la partie inférieure de la masse placentaire, sur les cotylédons en rapport avec l'orifice interne du col.

Résultats : Suites de couches, pour la mère, normales. Enfant mort-né, d'un poids de 2.300 grammes.

OBSERVATION II

Origine : De la Maternité de Nancy, en 1911, rapportée par M. Louis Job, chef de clinique. (*Annales de gynécologie et d'obstétrique*, septembre 1911).

Grossesse : Dame de 39 ans, bien constituée. Sans antécédents obstétricaux chargés.

Enceinte pour la troisième fois. Durée : 8 mois.

Sans accidents jusqu'au 24 juin, quand elle perd subitement un gros caillot de sang. Ecoulement sanguin continu, les 26 et 27 ; le 28, il est abondant ; on l'a tamponnée et on lui fait une injection de sérum artificiel. Dans la nuit du 28 au 29, nouvelle hémorrhagie.

Accouchement : Présentation par le sommet.

Toucher : Le doigt trouve dans le vagin une anse du cordon non animé de battements ; à travers le col, dilaté comme une petite paume de main, il atteint, à gauche, le placenta en partie décollé, et, à droite, la tête fœtale est accessible.

Incidents : A l'arrivée de la malade à la Maternité, on a extrait un tampon vaginal malodorant.

Au moment de l'extraction fœtale, on a constaté que le cordon est détaché de son insertion placentaire.

Procidence : Procidence d'un cordon non animé de battements.

Intervention : M. le professeur Herrgott lui fait administrer successivement des injections hypodermiques d'huile camphrée, de caféine et 500 grammes de sérum artificiel, son facies étant presque cadavérique, le pouls filant et incomptable, et des gaz sonores infects s'échappent des parties génitales.

A travers le col incomplètement dilaté, on pratique la cranioclasie. Le placenta, doublant le col, gêne l'extraction des épaules.

Délivrance : Elle est presque immédiate ; on fait la revision de la cavité utérine, et on termine par une injection intra-utérine iodée.

A l'examen du placenta, on trouve le point d'insertion du cordon situé directement à la partie inférieure du cotylédon, prématurément décollé, et cette insertion en raquette explique la rupture du cordon pendant les manœuvres d'extraction.

Le cordon a été replacé au niveau de son point d'insertion pour obtenir la figure 2.

Résultats : Cette femme, mourante au moment de son accouchement et dans les heures suivantes, a présenté ultérieurement des suites de couches normales.

Enfant mort-né, d'un poids de 2.800 grammes, sans matière cérébrale.

OBSERVATION III

Origine : De l'année 1746 ; chez Levret (*Accouchements laborieux*, page 122).

Grossesse : Mme Pousse, 40 ans, forte et robuste. Primipare, à terme.

Incidents : Sans accidents pendant la grossesse ; les membranes rompues probablement avant le commencement du travail.

Accouchement : Présentation par la tête. Durée du travail : du matin, 10 octobre, jusqu'au soir.

Toucher : .....

Incidents : Fut saignée au bras. Hémorrhagie pendant le travail et pendant chaque douleur.

Procidence : .....

Intervention : Introduction d'une main par-dessus la tête de l'enfant pour forcer l'achèvement de cet accouchement.

Délivrance : Par détachement digital.

Placenta inséré près l'orifice utérin.

Cordon inséré près l'orifice de la matrice, qui était totalement effacée à gauche. A droite, l'orifice en forme de croissant.

Résultats : Suites de couches, pour la mère, normales. Enfant vivant, gros garçon.

OBSERVATION IV

Origine : Chez Levret (*Acc. labor.*, p. 83), rapportée par Buzan, de Turin. De l'année 1747.

Grossesse : Mme Laurent Forrero, âgée de 23 ans. Très bien conformée en toutes parties de son corps.

Incidents : Le ventre oblique à droite, ce qui lui fit soupçonner une grande obliquité de la matrice. C'est le ventre qui la faisait toujours souffrir.

Accouchement : Présentation d'un bras. Durée : depuis vingt-quatre heures au moment d'appel de Buzan.

Toucher : Parvenu à l'orifice de la matrice, il le trouva presque effacé du côté droit, pendant que du côté gauche, il était d'une épaisseur considérable.

Incidents : Pouls très faible, forces très épuisées ; douleurs cessées depuis 2 heures.

Procidence : Du bras, qui était noir, sans pouls et enflé, ce qui présumait que l'enfant était mort.

Intervention : Tentatives à retourner l'enfant, qui réussissent, et l'enfant sort, mais mort.

Délivrance : Par détachement digital.

Partie supérieure du placenta mince ; inférieure, à l'orifice du col, très épaissie.

Cordon implanté à l'endroit épaissi du placenta, à peine un peu au-dessus de l'orifice.

Résultats : Femme morte peu après être délivrée. A l'autopsie, la matrice était épaisse : à gauche, 9 à 10 lignes ; à droite, n'avait que la moitié et moins encore. Tache noire à l'endroit où le placenta fut attaché.

Enfant mort-né.

OBSERVATION V

Origine : *Loco citato*, page 90, par Le Blanc, maître en chirurgie à Orléans. De l'année 1748.

Grossesse : Mme X..., âgée de 35 ans.

Incidents : Les membranes percées et les eaux écoulées avant l'examen.

Accouchement : Présentation de la tête, en droite. Durée : présence du chirurgien, sans résultat, 8 heures.

Toucher : Orifice fort dilaté, se jetait du côté droit ; il n'est pas dilaté uniformément ; côté gauche de l'orifice épaissi.

Incidents : .....

Procidence : .....

Intervention : Versions par manœuvres internes.

Délivrance : Par détachement digital.

Placenta au côté gauche de l'utérus, près l'orifice de ce viscère.

La main allongeant le cordon, pour détacher le placenta, a reconnu de suite que l'insertion était près l'orifice de la matrice.

Résultats : Les suites de couches, normales pour la mère. Enfant vivant.

OBSERVATION VI

Origine : *Loco citato*, page 143. Par Levret lui-même. De l'année 1748.

Grossesse : Mme X..., de la rue de Richelieu, âgée de 35 ans. Très petite, mais forte. Les grossesses précédentes très pénibles ; enfant avant terme et en mauvaise présentation. Bassin aplati, rachitique, « en forme de bidet ».

IVpare ; 8 mois.

Incidents : 12 jours avant l'accouchement, une indigestion considérable, douleurs de reins ; quelques matières glaireuses sortent du vagin ; cet écoulement continue depuis et toujours en augmentant.

Accouchement : Présentation par la tête. Durée du travail : toute la journée.

Toucher : Au fond du vagin, on sent une petite portion globuleuse d'une tumeur charnue, mais très solide. Cinq heures plus tard, dilatation en ovale. A la dilatation à peu près complète, la poche des eaux formait un boudin, avec le cordon dedans.

Incidents : Saignée au bras parce que le pouls était trop plein.

Procidence : Cordon sorti presque tout entier. Tentatives de le réduire sans succès ; il retombait toujours. On le soutenait dans le vagin pour le réchauffer.

Intervention : Dilatation digitale du col.

Essai de repousser la tête dans la position genou-pectorale.

Réduction du cordon, qui tomba aussitôt que la femme fut remise sur le dos.

Version interne réussie ; enfant retiré par la méthode que nous appelons aujourd'hui « de Mauriceau ».

DÉLIVRANCE : Par traction et détachement digital.

Placenta en raquette ; ouverture des membranes directement à l'implantation du cordon.

Cordon inséré aux environs du bord qui se trouvait le plus près de l'orifice de la matrice.

RÉSULTATS : Suites de couches normales pour la mère. Enfant mort-né, d'un poids considérable.

OBSERVATION VII

ORIGINE *: Loco citato,* page 157, par LEVRET lui-même ; de l'année 1748.

GROSSESSE : Fille X..., de 15 à 16 ans, de bonne constitution. Ipare ; de 9 mois à peu près.

Incidents : Enfant mort bien avant le travail, car l'épiderme, pour peu qu'on y touchait, s'enlevait à plusieurs endroits. Le corps à demi-mortifié.

ACCOUCHEMENT : Présentation par la tête.

Toucher : .....

Incidents : Tête descendue dans le vagin, où elle reste 24 heures sans avancer. Douleurs cessées. La sage-femme a fait sortir la tête, et quand Levret l'a vue, elle était « écrasée entre les cuisses de la mère ». Il supposait que la tête était détachée du corps, car elle ne tenait qu'à la peau.

Procidence : .....

Intervention : Application de son crochet à gaine.

DÉLIVRANCE : Par traction et d'après sa méthode (voir pages 139 et 140).

Placenta situé latéralement, près du bord et en vraie raquette.

Cordon inséré sur le bord de la masse la moins mousse, tout près de l'orifice de la matrice.

Résultats : La femme s'est tirée d'affaire. Enfant mort-né.

OBSERVATION VIII

Origine : De la clinique de Baudeloque, de l'année 1890, n° 59. Thèse de Lafitedupont, page 53.

Grossesse : Victorine F... Dernières règles, le 14 mai 1889. Début du travail : le 11 janvier.

Ipare. Bien réglée. Cette grossesse est d'un peu moins de huit mois.

Accouchement : Durée du travail 12 heures et demie. Liquide amniotique normal. Rupture des membranes spontanée.

Toucher : .....

Incidents : Expulsion très rapide.

Procidence : Il n'y en avait pas, les trois circulaires autour du cou l'ayant empêchée.

Intervention : .....

Délivrance : Placenta de 450 grammes, dont les membranes mesuraient 25-0.

Cordon de 69 centimètres, inséré au bord inférieur avec trois circulaires très serrées autour du cou.

Résultats : Pour la mère ?

Enfant mort-né, asphyxié, d'un poids de 2.410 grammes.

OBSERVATION IX

Origine : De la clinique de Baudeloque, de l'année 1902, n° 1610. *Loco citato*, page 49.

Grossesse : Mme X..., âgée de 30 ans. Dans les antécédents, rien d'anormal ; réglée à 13 ans, régulièrement ; dernières règles : du 1er au 4 février 1902. Son travail : corsetière.

Ipare ; durée : de 8 mois environ.

Incidents : Sans incident jusqu'au mois d'août ; elle eut une perte de sang assez abondante; ensuite, d'août à octobre, elle eut une série d'hémorrhagies répétées, à des intervalles d'environ quinze jours.

Repos au lit et injections chaudes furent conseillés par une sage-femme. Ce traitement fut suivi à chaque hémorrhagie.

Le 24 octobre, hémorrhagie très forte ; elle fut transportée à la clinique à 2 heures du soir.

ACCOUCHEMENT : Présentation par le siège, dos à gauche. Durée du travail à la clinique : 22 heures.

Toucher : Col long, orifice externe entr'ouvert, segment inférieur épais à gauche et en arrière.

Incidents : A 4 heures et demie, l'hémorrhagie cesse et alors on décide d'attendre en surveillant le pouls.

A 3 heures et demie du matin, nouvelle hémorrhagie ; après une injection chaude, on rompt la poche des eaux.

Procidence : .....

Intervention : Version par manœuvres externes à l'entrée dans la clinique.

Déchirure des membranes.

Introduction du ballon de Champetier de Ribes.

Injection de 1.000 grammes de sérum artificiel.

Application du forceps sur la tête engagée.

DÉLIVRANCE : La délivrance artificielle est pratiquée sur-le-champ.

Le placenta pèse 340 grammes ; ses membranes : grand côté ? ; petit côté, 0.

Cordon inséré sur le bord inférieur du placenta.

RÉSULTATS : Exploration du segment inférieur, du col et du vagin. Déchirure bilatérale du col ; déchirure longitudinale du vagin et on fait trois points de suture.

Enfant ne peut être ranimé ; pèse 2.600 grammes et, à l'autopsie, présente des hémorrhagies méningées, péritonéales et sous-capsulaires du foie.

OBSERVATION X

Origine : De 1898, par Commandeur ; *L. citato*, page 30.

Grossesse : Mme X..., âgée de 22 ans ; la deuxième grossesse s'était terminée par un avortement de 3 mois et demi. Depuis, elle a été soignée pour des accidents de salpingite droite.

IIIpare. Durée : elle est d'environ 8 mois.

Incidents : A 3 mois et demi, elle est examinée : métrorrhagies peu abondantes, mais persistantes. Repos au lit, mais elles apparaissent dès qu'elle se lève. Vers la fin de novembre, la malade perd à nouveau, en une seule fois, 40 grammes de sang et garde complètement le lit.

Accouchement : Examinée le 24 décembre ; le fœtus se présente par la tête, en position gauche, mais cette tête n'est pas franchement au détroit supérieur ; elle déborde dans la fosse iliaque gauche, à cheval, en quelque sorte, sur le rebord du détroit supérieur. Tête finit par se présenter en O. I. G. A.

Toucher : Le col est à 3 centimètres, mince et souple à gauche, mais il présente en arrière une certaine épaisseur. A ce niveau on sent facilement, par le toucher rectal, des tractus du cordon, de la grosseur d'une petite ficelle, qu'on perd rapidement sur la poche des eaux.

Incidents : Le 24 décembre, les mouvements fœtaux cessent d'être perçus. Le 26, au soir, elle se met à perdre un peu, 50 grammes environ de sang ; les douleurs s'accentuent. A 10 heures et demie, aucun bruit du cœur. Deux circulaires autour du cou.

Procidence : Non.

Intervention : .....

Délivrance : Spontanée ; se fait un quart d'heure après, sans hémorrhagie.

Les membranes sont rompues au bord du placenta, et c'est sur le bord libéré des membranes que s'insère le cordon.

Placenta épaissi considérablement au bord où s'insère le cordon. Cet épaississement est jaunâtre, constitué par une série de couches de fibrine molle, non encore organisé et disposé en collerette complète.

Cordon inséré vicieusement, est teint en rouge jusqu'à dix centimètres de l'ombilic. Il faisait deux circulaires.

Résultats : Pour la mère : suites de couches normales.

Enfant mort-né ; était mort déjà depuis environ deux jours.

OBSERVATION XI

Origine : De la clinique de Baudeloque, de l'année 1890, n° 3. *Loco citato*, p. 57.

Grossesse : Mme X...., âgée ? Parité ? Durée : elle est d'environ 8 mois et demi.

Incidents : D'après l'avis de M. Pinard, elle devrait se présenter au service avant d'être à terme, pour être accouchée prématurément.

Accouchement : Présentation par la tête. Durée : 19 heures.

Toucher : Rien à signaler.

Incidents : Le 3 janvier, à 10 h. du matin, on pose le ballon de Champetier ; les membranes se sont rompues à ce moment. A deux heures, aucune douleur ; on retire 75 grammes de liquide. A 6 heures, M. Pinard remarquant que le ballon a remonté dans l'utérus, on l'injecte à nouveau d'une certaine quantité de liquide. On fait des tractions. A 11 heures du soir, ballon expulsé.

Procidence : Derrière le ballon s'engage une anse du cordon. Le cordon est réduit et maintenu pendant plusieurs contractions.

Intervention : Introduction du ballon de Champetier de Ribes pour forcer l'accouchement.

Rétropulsion manuelle du cordon.

Délivrance : Se fit 30 minutes après, spontanément.

Placenta inséré bas.

Les membranes entières mesuraient 38-0.

Cordon de 85 centimètres ; il faisait une circulaire autour du cou et s'insérait au bord inférieur.

RÉSULTATS : La mère sort le 16 janvier, en bon état.

Enfant vivant, fille de 3.830 grammes.

OBSERVATION XII

ORIGINE : Clinique de BAUDELOQUE, 1894, n° 854. *L. c.*, p. 60.

GROSSESSE : Mme X..., âgée de 35 ans. Antécédents pathologiques personnels insignifiants.

IIpare, à terme.

Incidents : Prétend avoir des hémorrhagies courtes et abondantes depuis le 7e mois. Pas d'albumine.

ACCOUCHEMENT : Présentation de la tête ; durée du travail : 28 heures. Déchirures artificielles des membranes.

Toucher : La tête, en s'engageant, décolle le placenta, dont on peut sentir un bord à gauche de l'orifice.

Incidents : 27 mai, écoulement sanguin continu, accompagné de bourdonnements d'oreilles, troubles légers de la vue, facies décoloré : on rompt les membranes.

Procidence : Procidence du cordon, réduction immédiate, mais au moment de la version, il gêne de nouveau ; on le maintient à sa place par une main introduite dan l'utérus.

Intervention : Application du ballon de Champetier de Ribes, et, après dilatation, version par manœuvres internes.

Extraction par manœuvre de Mauriceau.

DÉLIVRANCE : Normale.

Placenta marginal de 390 grammes.

Cordon de 57 centimètres, s'insérant au bord même de l'orifice.

RÉSULTATS : Suites normales pour la mère. L'enfant est extrait en état d'asphyxie blanche. Son cœur bat faiblement ; il ne peut être ranimé. Poids : 2.900 grammes.

OBSERVATION XIII

Origine : De la clinique de Baudeloque, année 1902, n° 918, *L. c.*, p. 66.

Grossesse : Camille R..., âgée de 22 ans, chocolatière ; était soignée pour une métrite, quinze mois avant.

IIIpare ; durée : 8 mois.

Incidents : Une hémorrhagie abondante l'avant-dernier mois. Reprend le travail 5 jours après. Le 15 mai, une deuxième hémorrhagie, qui continue jusqu'au 7 juin, quand elle entre à la clinique, couverte de sang, ainsi que tous ses linges.

Accouchement : Présentation par la tête. Durée du travail à la clinique : 4 heures et demie. Après la déchirure des membranes, le liquide est normal, non verdâtre.

Toucher : On constate que le col est dilatable comme une pièce de deux francs ; les membranes sont intactes, non tendues, et dans lesquelles on sent un paquet de cordon procident.

Incidents : Le facies est pâle, tendance au vertige.

Une légère portion du placenta est décollée.

Les battements ne sont plus perçus dans le cordon.

Procidence : Le cordon procident ; on essaye de le rétropulser sans aucun résultat.

Intervention : Rétropulsion manuelle du cordon, mais absolument impossible.

Délivrance : Après l'expulsion, le pouls monte à 130 ; on pratique la délivrance artificielle.

Placenta : pèse 450 grammes. Les membranes mesurent 35-0.

Cordon de 65 centimètres, s'insère sur le bord inférieur du placenta.

Résultats : Les suites sont normales pour la mère. Enfant mort-né : une fille, qui pèse 2.370 grammes.

OBSERVATION XIV

Origine : Clinique de Baudeloque, année 1892, n° 134. *L. c.*, page 68.

Grossesse : Femme P..., âgée ? ; deux fibromes utérins au fond et un à la partie antérieure, à gauche.

VIIpare ; durée : 8 mois.

Incidents : .....

Accouchement : Présentation par la tête ; durée du travail à la clinique : 2 heures et demie. Elle a perdu les eaux le même jour, à 1 h. 30 du matin.

Toucher : Caillots de sang dans le vagin. Col perméable ; segment inférieur est occupé par le placenta ; à gauche du col, on sent le bord du placenta.

Incidents : Cette femme perdait le sang jusqu'à l'introduction du ballon.

Procidence : La tête est précédée par le cordon, et comme une seule contraction suffit pour expulser la tête, l'on put, pendant cette contraction, faire passer le cordon au-dessus de la tête.

Intervention : Introduction du ballon de Champetier de Ribes.

Délivrance : Normale. Placenta marginal, inséré à gauche du col. Membranes mesurant 45-0.

Résultats : Bons pour la mère. Enfant mort-né, d'un poids de 2.200 grammes.

OBSERVATION XV

Origine : De la clinique de Baudeloque, de l'année 1890, n° 642. *Loc. cit.*, p. 59.

Grossesse : Femme H..., 35 ans. Dernières règles : 21 septembre 1889.

IIIpare. Durée : à terme.

Incidents : .....

Accouchement : Présentation par la tête. Durée du travail : 24 heures et demie. A la rupture spontanée des membranes, le liquide amniotique s'écoule, verdâtre.

Toucher : A son arrivée, col effacé ; dilatation lenticulaire.

Incidents : .....

Procidence. — Le cordon, faisant procubitus, a été pincé avec le forceps.

Intervention : Application du forceps.

Délivrance : Normale. Le placenta pèse 470 grammes.

Le cordon, mesurant 93 centimètres, s'insérait au bord de l'orifice.

Résultats : Bons pour la mère.

Enfant pesant 2.960 grammes ; extrait en état de mort apparente, a pu être ranimé.

OBSERVATION XVI

Origine : De la thèse de L. Rondot (LV). Clinique de Baudeloque, année, 1897, nº 428.

Grossesse : Mme Nelly, 35 ans, ménagère ; ankylose de l'articulation du genou ; bassin vicié ; diamètre promonto-sus-pubien 10' 5''. Pas d'albumine.

Ipare ; dernières règles ? ; durée ?

Incidents : Rupture spontanée précoce des membranes, le liquide vert.

Accouchement : Présentation de la tête en O. I. G. P. Durée du travail : 32 heures et demie.

Toucher : .....

Incidents : La tête ne descendait pas après la rupture précoce des membranes.

Les bruits fœtaux ont cessé après 32 heures et demie de travail.

Procidence : .....

Intervention : Basiotripsie le 9 mars 1897.

DÉLIVRANCE : 15 minutes après, par expression française.

Placenta : 600 grammes, inséré bas.

Cordon de 74 centimètres. S'insère sur le bord du placenta, près de l'orifice.

RÉSULTATS : Bons pour la mère.

Enfant mort avant l'extraction.

OBSERVATION XVII

ORIGINE : De la thèse de L. RONDOT (LXXII). Clinique de BAUDELOQUE, année 1896, n° 604.

GROSSESSE : D... (Mélanie), 20 ans, sans profession.

IIIpare ; durée : 8 mois et demi.

INCIDENTS : 1er mars, hémorrhagie assez abondante ; 7 avril, nouvelle hémorrhagie, entre au dortoir ; 8 avril, elle est prise, au dortoir, d'une nouvelle hémorrhagie, le travail non commencé.

ACCOUCHEMENT : Présentation de la tête en O. I. G. A. Durée du travail : une demi-journée.

TOUCHER : Le 9 avril, après une hémorrhagie nouvelle, transportée dans la salle de travail, on constate : col presque effacé. Les doigts introduits ne peuvent pas rompre les membranes largement, celles-ci étant résistantes.

Incidents : Enfin, le liquide s'écoule, opalescent ; les membranes se rompent sur une plus grande étendue derrière la symphise pubienne ; un cordon fibreux, semblant tenir au placenta, cède difficilement.

L'hémorrhagie cesse, mais les battements du cœur fœtal disparaissent.

Procidence : Il y a eu la procidence du cordon.

Intervention : Déchirure artificielle des membranes.

Le ballon ne pouvant être introduit, car la tête est bien fixée, on maintient fortement, pendant 45 minutes, le placenta appliqué sur le segment inférieur de l'utérus, pour que la tête ne le décolle pas pendant la descente.

DÉLIVRANCE : Extraction simple, 45 minutes après.

Placenta bilobé, largement diffus, avec l'insertion vicieuse du cordon à la partie la plus déclive. (Pièce conservée au Musée).

RÉSULTATS : Bons pour la mère. Enfant mort-né, pesant 2.300 grammes.

OBSERVATION XVIII

ORIGINE : Par PORAK ; *in Nouvelles Archives d'Obstétrique et de Gynécologie*, 25 mars 1888.

GROSSESSE : Mme C..., 30 ans ; deux couches à terme et quatre fausses-couches. Dernières règles, 16-20 octobre 1886. Assez bonne santé. En 1883, hématocèle péri-utérine.

IIpare ; durée : à terme.

Incidents : Au courant du neuvième mois, le 7 juillet, une hémorrhagie ; on diagnostique le placenta vicieux.

ACCOUCHEMENT : Présentation de la tête en O. I. D. P.

Toucher : L'épaississement du segment inférieur de l'utérus rendait moins appréciables les caractères de la tête ; on sentait quelques battements artériels dans le cul-de-sac.

Incidents : Le 16, vers 10 heures du soir, les membranes se rompirent ; l'écoulement sanguin est aussitôt arrêté ; le col était complètement fermé.

Les battements, dans le cordon prolabé, se ralentirent, devinrent irréguliers, puis se suspendirent.

Procidence : Une anse du cordon était appliquée contre la tête fœtale, comme une écharpe, d'avant en arrière. Des tentatives de réduction augmentèrent la procidence ; le cordon apparut dans la cavité vaginale et même à la vulve.

Intervention : Réduction du cordon par des procédés instrumentaux et manuels sans résultat.

Délivrance : Placenta inséré vicieusement, car les membranes étaient rompues, tout contre le bord du placenta.

Cordon inséré sur le bord du placenta, tout près de l'endroit où les membranes étaient rompues.

Résultats : Après quelques accidents infectieux, la mère s'est rétablie tout à fait.

Enfant mort-né.

OBSERVATION XIX

Origine : *Loco citato.*

Grossesse : Femme D..., âgée de 39 ans ; entre le 30 décembre 1887, à l'Hôpital Saint-Louis. Six grossesses antérieures à terme ; bonne santé.

VIIpare ; durée de la grossesse : près du terme.

Incidents : Les derniers mois ont été marqués par des hémorrhagies assez fréquentes et, sur l'avis d'un médecin, elle garde le lit.

Accouchement : Premières douleurs, 30 décembre, à cinq heures du soir. Durée du travail ?

Présentation : premier fœtus par siège ; 2e en O. I. G. P.

Toucher : Permet de reconnaître une insertion vicieuse du placenta, qui occupe la partie postérieure du col.

Avec le deuxième toucher, on reconnaît la présentation en siège et une anse du cordon à travers la poche des eaux.

Incidents : Premier tampon traversé par le sang, le 31, à une heure du matin.

Le travail s'achève très rapidement après la version ; on extrait l'enfant sans difficulté.

Procidence : La procidence du cordon était restée irréductible.

Intervention : Version podalique interne pour le premier fœtus.

Délivrance : Normale. Les deux placentas sont distincts. Les cordons sont insérés marginalement sur tous les deux.

Le placenta n° 1 est inséré vicieusement et les membranes sont rompues sur son bord ; c'est tout près de ce point où les membranes sont rompues que s'insère le cordon, d'où la nécessité et l'irréductibilité de la procidence du cordon.

RÉSULTATS : Bons pour la mère.

Premier enfant, avec la procidence et l'insertion vicieuse de son cordon, est né vivant : c'est une fille de 2.905 grammes.

Deuxième enfant : également une fille, vivante, du poids de 2.620 grammes.

OBSERVATION XX

ORIGINE : De la thèse de FRÉAL (XVIII). Communiquée par M. le docteur BUDIN.

GROSSESSE : Mme P... de B.... Ses dernières règles sont survenues pendant qu'elle était en voyage. Trois fausses-couches.

IIpare ; durée de la grossesse : 8 mois.

Incidents : Le 13 juillet, elle éprouve des malaises et quelques menaces d'avortement. Repos. Injections laudanisées.

27 septembre, mêmes phénomènes.

7 novembre, nouvelles douleurs, menace d'accouchement prématuré.

ACCOUCHEMENT : Présentation en sommet O. I. G. Entrée en travail le lundi 10, vers 6 heures du matin ; durée ?

Toucher : Tête reste élevée, membranes rugueuses.

Incidents : Toute la journée, le travail traînait ; bord de l'orifice souple, mais la crainte du cordon inséré sur le bord placentaire et de sa procidence empêche M. Budin de rompre les membranes. On attend patiemment la dilatation complète.

A 4 heures trois quarts, dilatation presque complète ; on rompt les membranes, le liquide s'écoule et la tête, descendue immédiatement, était expulsée en trois contractions.

Procidence : .....

Intervention : .....

Délivrance : Au bout de vingt minutes, normale.

La rupture des membranes arrivait d'un côté jusque près de l'un des bords du placenta, et sur ce bord même se trouvait inséré le cordon ombilical. L'auteur remarque : « Je demeurai convaincu que la rupture artificielle et prématurée des membranes aurait probablement été suivie d'une procidence du cordon ».

Résultats : Bons pour la mère.

Enfant vivant, avant terme, mais, grâce à une bonne nourrice, il fut facilement élevé.

OBSERVATION XXI

Origine : De la Maternité de Nancy. Thèse de Lebert, p. 62.

Grossesse : Mme F..., âgée de 36 ans ; a eu des métrorrhagies pendant ses deux grossesses.

IIIpare ; date probable du terme : le 17 février. Elle est alors vers 7 mois.

Incidents : Dyspepsie pendant la grossesse.

Première perte, le 23 novembre ; le 30, une nouvelle, plus abondante encore.

Dans la nuit du 1er au 2 décembre, pertes de sang pur tellement fortes qu'elle entre à la Maternité.

Accouchement : Présentation de la tête. Durée du travail ?

Toucher : 1° Le col effacé, dilaté comme un franc, membranes intactes ; le segment inférieur épaissi et un petit membre fuyant sous le doigt, qu'on ne peut reconnaître à cause de la tension des membranes.

2° A midi et demi, on sent le placenta dont la partie inférieure, détachée, flotte dans l'orifice utérin.

Incidents : Il y a procidence d'un bras.

Hémorrhagie continue ; comme le cordon prolabe aussi, on fait la version ; le siège fait le tampon et l'hémorrhagie cesse.

Procidence : Il y a procidence du cordon, qui ne battait plus après l'évolution.

Intervention : Version interne.

DÉLIVRANCE : Dix minutes après, normale.

Placenta étalé, peu épais, un cotylédon s'était presque complètement détaché.

Insertion vicieuse du cordon, tout près de l'orifice.

RÉSULTATS : Les suites de couches normales pour la mère.

Enfant, une fille de 1.195 grammes, né vivant, mais meurt au bout de 35 minutes, après essais infructueux des tractions rythmées de la langue.

OBSERVATION XXII

ORIGINE : Par COMMANDEUR, rapportée dans la thèse de Paul GROZ, page 45.

GROSSESSE : Femme de 23 ans ; rétrécissement du bassin, de forme aplatie.

IIpare ; durée de la grossesse : 15 jours avant terme.

Incidents : La tête mobile au détroit supérieur, jusqu'au dernier temps.

ACCOUCHEMENT : Présentation par la tête, en O. I. G. T. ; durée du travail ?

Toucher : On trouve dans la poche des eaux, volumineuse, une masse cylindrique, qu'on pense être le cordon, mais sans battements.

Incidents : Les bruits du cœur disparaissent après la rupture de la poche des eaux. Pendant les manœuvres faites pour vaincre la résistance de l'anneau de contraction, il fut facile de constater, avec la main, que le cordon était pincé entre la tête et cet anneau.

Procidence : Il y a procidence du cordon sans battements.

On tente la réduction, mais la tête est serrée par l'anneau de contraction.

Intervention : On a réussi quand même à vaincre l'anneau de contraction et à pratiquer la version podalique.

Délivrance : La délivrance présentait une insertion vélamenteuse du cordon avec rupture des membranes au point d'insertion, disposition qui rendait à peu près fatale la procidence.

Résultats : Bons pour la mère.

Enfant mort-né, d'un poids de ?

Dans ces 22 observations, que nous venons de rapporter, nous avons remarqué que :

Les grossesses étaient franchement à terme seulement 5 fois; elles étaient 13 fois nettement *avant terme* de 7 à 8 mois, et 4 fois sans indication.

Le poids de l'enfant était, dans 10 cas, au-dessous du poids moyen; dans 2 cas seulement, il était au-dessus, et dans 10 cas le poids n'était pas indiqué, l'enfant étant mort; il est très probable qu'il y en aurait encore avec les poids abaissés au-dessous de la moyenne.

Il y a quelquefois des ruptures prématurées des membranes avant que le col soit effacé. (Obs. XVIII.)

Dans 14 cas, il y avait une procidence du cordon irréductible par des moyens manuels et instrumentaux employés, une fois, l'on « retropulse ». La procidence n'était pas constatée 7 fois, mais, dans deux cas, il y avait plusieurs circulaires autour du cou de l'enfant, ce qui retenait le cordon en haut.

Enfin, l'enfant était mort-né dans 15 cas; dans deux cas, l'enfant meurt après quelques battements du cœur, et un enfant naît en état d'asphyxie blanche et ne peut être ranimé. Dans 4 cas seulement, l'enfant a échappé à la mort.

CHAPITRE VI

Diagnostic et Pronostic

Le diagnostic de l'insertion vicieuse du cordon ne peut être porté pendant la grossesse et pendant le travail, alors que les membranes sont encore complètes. L'hémorrhagie est le seul symptôme qui peut nous permettre de le soupçonner avant toute dilatation. L'affaiblissement des bruits du cœur n'est pas un signe suffisant non plus.

Quand le col est dilaté, les membranes étant toujours complètes, et après avoir constaté la rugosité des membranes qui nous annonce la présence d'un placenta prœvia marginal, il faut surtout bien explorer la poche des eaux, encore intacte, pour y rechercher la présence du cordon. S'il y a procubitus ou procidence, il faut se rappeler un fait capital dans l'insertion vicieuse : c'est l'impossibilité absolue de rétropulser le cordon qui retombe.

La difficulté est de reconnaître le cordon en touchant et en palpant la poche du bout du doigt. On porte d'abord le doigt derrière la symphyse pubienne, et l'on ne sent que la rénitence de la poche des eaux; en déprimant un peu, on finit généralement par percevoir une petite partie molle, fugitive, « comme un glaçon dans un verre d'eau ». Les battements de cette tige sentie à travers les membranes nous serviront de signe pour la reconnaître comme étant le cordon, en évitant de les confondre avec ceux du doigt explorateur ou des artères maternelles (surtout dans le cas d'erreur possible qui consiste à prendre un col effacé pour un col dilaté) ; parce que, comme dit Mme Lachapelle : « Si, dans l'épaisseur des parois du col aminci (segment inférieur) rampent quelques artères, phénomène extrêmement fréquent, ces artères pourront être prises pour celles du cordon, à moins que l'on ne se rappelle la différence du rythme des pulsations artérielles chez l'adulte et chez le fœtus. »

Après la rupture des membranes, le diagnostic de placenta prœvia marginal étant porté, il y a lieu d'explorer prudemment la partie accessible du placenta, pour rechercher si le cordon ne s'insère pas à la partie déclive de ce placenta, cette constatation pouvant orienter l'intervention thérapeutique.

A ce moment, l'affaiblissement des bruits du cœur et l'hémorrhagie accompagnée du liquide amniotique modifié par le méconium rendu, nous serviront comme signe de la souffrance du fœtus par compression inévitable du cordon. Cette modification du méconium est un signe pour le diagnostic d'un fait capital dans l'insertion vicieuse du cordon : compression par l'impossibilité de rétropulsion du cordon.

D'après les expériences physiologiques, le CO^2 en excès dans l'organisme produit des contractions musculaires par son action portée sur la moelle épinière, d'après

Brown-Sequard, ou directement sur les muscles et les extrémités nerveuses, d'après Bert. Or, les contractions rapidement répétées deviennent des convulsions. C'est ce qui doit se produire ici, parce que « CO^2 entraîne des mouvements exagérés de l'intestin; et comme chez le fœtus, dans le cas de l'asphyxie, il y a une accumulation de CO^2, il est possible que l'issue du méconium soit l'effet de ces mouvements désordonnés ».

Le pronostic, en général, dépend de l'état de l'orifice du col. Plus le col est dilaté, mou et court, moins la situation est dangereuse. L'état général de la mère joue également un certain rôle, en lui permettant de supporter plus ou moins facilement les pertes de sang. Enfin, intervient la vitalité du fœtus, resté encore vivant, mais en souffrance par compression du cordon, ou ayant déjà succombé plus ou moins longtemps auparavant.

Le pronostic fœtal, dans le cas d'insertion vicieuse du cordon, est presque toujours fatal. L'enfant ne restera vivant que si la femme arrive jusqu'à la dilatation complète sans rupture des membranes, et si l'expulsion ou l'extraction du fœtus, ensuite, est très rapide. Cette condition est opposée au pronostic maternel, parce que les hémorrhagies, résultante inévitable d'un placenta à l'orifice interne du col, exigent comme traitement la large rupture artificielle des membranes, même avant la dilatation complète, que l'on achève par des moyens qui ne peuvent que fatalement comprimer le cordon davantage. Par conséquent, l'un exclut l'autre, et le pronostic fœtal s'aggrave.

Cette rupture artificielle produira de plus une descente précoce de la présentation à un moment du travail où la terminaison rapide de l'accouchement, nécessaire pour sauver la vie de l'enfant, est encore impossible.

Le pronostic maternel, aggravé par les hémorrhagies, par la mort du fœtus et les infections possibles, devient aujourd'hui moins réservé, les moyens thérapeutiques et antiseptiques dont nous disposons actuellement permettant de combattre plus facilement les hémorrhagies, et l'infection dont la rupture avancée des membranes, la procidence du cordon et les essais infructueux de rétropulsion pourraient être la cause.

CHAPITRE VII

Traitement

Comme l'insertion vicieuse du cordon et son placenta vicieux produisent inévitablement leurs graves conséquences, dans tous les cas une intervention s'impose.

Le diagnostic de placenta vicieusement inséré étant porté, et l'insertion vicieuse du cordon étant à soupçonner, il faut s'assurer que les bruits du cœur fœtal ont gardé leur rythme normal et, ensuite, imposer immédiatement le repos absolu, de façon à retarder autant que possible la rupture prématurée des membranes, jusqu'à ce que la dilatation soit complète. A ce moment, il faut rompre les membranes artificiellement et achever rapidement l'accouchement.

Si les membranes se rompent prématurément, il faut prendre les précautions antiseptiques d'usage en cette circonstance, et si les bruits du cœur persistent bien, continuer alors le repos et attendre la dilatation complète. Mais, dans le cas de mort du fœtus : injections antiseptiques, et même du sérum antistreptococcique s'imposent. Enfin, achever l'expulsion du fœtus mort, en protégeant le mieux possible la mère.

On est obligé d'intervenir contre les hémorrhagies par une rupture des membranes large et précoce; mais alors elle favorisera la compression des vaisseaux par la descente de la présentation, et elle peut compléter la procidence du cordon dont toute réduction instrumentale ou manuelle échouera fatalement. De même, il y a avantage à intervenir par la rupture artificielle des membranes, lorsque la procidence, constatée auparavant et plusieurs fois réduite, le cordon retombe sans cesse dans la poche des eaux.

Ce moment, auquel se fait la rupture des membranes, soit artificielle, soit spontanée, a une influence marquée sur le pronostic pour la vie de l'enfant. L'intervention doit être pratiquée le plus rapidement et le plus habilement possible, surtout s'il s'agit d'une procidence du cordon. S'il y a procidence, il faut tenter la réduction manuelle.

D'après Pinard, la main est le seul instrument dont il faille se servir pour réduire une procidence. C'est l'instrument dont on peut toujours se servir; c'est l'instrument le plus intelligent que l'on puisse désirer.

La main doit être introduite entièrement dans le vagin, et il ne faut pas se lasser dans la lutte entre la main et le cordon qui retombe à chaque contraction nouvelle. Il faudra avoir la patience de maintenir la main en place jusqu'à ce que la dilatation soit suffisante pour permettre l'extraction. Avec de la patience, on peut arriver encore à l'espoir d'avoir le dessus; il faut se résigner à laisser un ou plusieurs doigts entre la tête, qui est poussée vers l'excavation à chaque contraction, et la paroi osseuse du bassin. De cette façon, on prévient la compression du cordon qui, en quelque sorte, rampe au commencement. surtout de dehors, dans la matrice, et on peut espérer avoir un enfant vivant.

Dans les cas particuliers de procidence irréductible du cordon vicieusement inséré, on ne peut pas obtenir de bons résultats de l'emploi des ballons de Champetier de Ribes, qui donnent, dans d'autres conditions, des succès si appréciables. Car, une fois mis en place, ils compriment fatalement l'insertion placentaire du cordon et le cordon lui-même.

Dès que la dilatation est complète ou l'orifice suffisamment dilatable, il faut terminer le plus rapidement possible l'accouchement par le forceps ou par la version, qui n'est pas plus heureuse que l'emploi des ballons. C'est dans l'application du forceps, dans ce cas, qu'il importe, plus que jamais, de se conformer aux règles et de pénétrer profondément avec la main jusqu'à l'oreille, de repousser suffisamment le cordon et de n'appliquer la cuiller du forceps que sur une portion de la sphère céphalique bien explorée par la main de l'opérateur, pour éviter le pincement du cordon entre la tête et la cuiller.

Dans les hémorrhagies si redoutables lors d'insertion vicieuse du placenta à l'orifice, les anciens même, comme Levret le cite, ont déjà proposé l'intervention par opération césarienne. Et comme nos moyens aseptiques modernes donnent un tout à fait autre résultat qu'au XVIIIe siècle, il y a peut-être intérêt à ranger l'insertion vicieuse du cordon parmi les complications qui indiquent l'intervention chirurgicale « ou l'association de l'insertion vicieuse (du placenta) avec l'hémorrhagie et d'une autre complication impose la voie haute », et, comme dit M. Louis Job: « on peut avoir, je crois, la chance exceptionnelle, il est vrai, d'en porter le diagnostic, *à condition de le rechercher*, et l'enfant étant vivant et viable, la présentation retenue momentanément haute, les circonstances de milieu s'y prêtant, l'intervention chirurgicale est indiquée ».

Enfin, comme il arrive souvent que l'enfant, échappé à la mort, soit extrait en état de mort apparente en présentant à peine encore quelques signes de vie, on doit essayer de le ranimer par tous les moyens dont on disposera : Insufflation, frictions, respiration artificielle, bains synapisés.

Au moment de la délivrance, et pour éviter la rupture du cordon, il est plus prudent de faire la délivrance par expression française, le cordon pouvant se détacher avec un cotylédon placentaire du bord souvent déjà entamé au cours du travail.

Après la délivrance, il faut s'assurer qu'il n'y a pas de cotylédons placentaires erratiques retenus dans l'utérus et, dans ces cas, explorer soigneusement l'utérus en prenant toutes les précautions d'asepsie nécessaires.

CONCLUSIONS

L'insertion du cordon est vicieuse quand elle est faite *à la partie déclive d'un placenta à insertion marginale.*

1° Cette insertion vicieuse, impossible à diagnostiquer avant le commencement du travail, semble pouvoir déterminer ou faciliter pendant la grossesse :

A) *L'avortement ou la mort du fœtus* par compression du cordon.

B) *L'accouchement avant terme* à cause de sa complication, d'après la définition, avec un placenta à l'orifice déterminant les hémorrhagies et leurs conséquences : intervention nécessaire précoce et accouchement prématuré.

C) *Une diminution de poids de l'enfant* en le réduisant au-dessous du poids moyen de fœtus à terme.

D) La production de la *rupture prématurée des membranes* par le tiraillement que le fœtus non engagé produirait vers le dernier temps, son pôle de présentation ne pouvant s'engager, le placenta, « faux promontoire », s'y opposant.

2° Pendant l'accouchement, son diagnostic soupçonné étant porté, *à condition de le rechercher*, l'insertion vicieuse produit très facilement *la procidence irréductible du cordon*. Elle influence la rupture précoce des membranes.

Mais elle est surtout *redoutable pour le pronostic de la vie fœtale qui est presque toujours fatal*, à cause de l'inévitable compression du cordon entre la présentation et la paroi osseuse du bassin. Le cordon se trouvant avec son insertion placentaire à l'orifice du col en avant de la présentation fœtale et rampant à côté d'elle au fœtus.

Par l'insertion vicieuse, le cordon devient plus fragile au niveau de son attache placentaire, les cotylédons de son placenta marginal étant souvent entamés et écrasés à cet endroit par les parties descendantes du fœtus.

INDEX BIBLIOGRAPHIQUE

AUBY (E.). — *De l'influence de l'insertion du placenta au segment inférieur sur la grossesse et sur l'accouchement.* Thèse Paris, 1904.

AUVARD (A.). — *De la conduite à tenir dans le cas de placenta prævia.* Thèse d'agrégation, Paris, 1886.

BRAXTON-HIKS. — *Reposition of the prolapsed funiculi umbilicalis.* London, 1875.

BRUNEAU. — *Du placenta inséré sur le segment inférieur de l'utérus.* Thèse de Lille, 1897.

BOUIN, PRENANT, MAILLARD. — *Traité d'histologie.* Paris, II. 1911.

DYLION (Mlle). — *De l'insertion vicieuse du placenta.* Thèse Paris, 1890.

DEVENTER (Henry van). — *Observations importantes sur le Manuel des accouchements,* traduit du latin par J.-J. Brucier d Arlaincourt. (*Operationes chirurgicæ novum lumen exhibentes obstetricantibus,* 1701). Paris, 1734.

DESCHAMBRE (A.). — Dictionnaire encyclopédique des sciences médicales.

DUBRISAY et JEANNIN. — Précis d'accouchement, IVe édition, Paris, 1910.

DIDELOT. — *Instruction pour les sages-femmes ou méthodes assurées pour aider les femmes dans les accouchements naturels ou laborieux.* Nancy, 1769.

FRÉAL (J.-V.-H.). — *De la procidence du cordon ombilical dans l'insertion vicieuse du placenta.* Thèse Paris, 1891.

GIBORY (G.). — *Contribution à l'étude de la procidence et du procubitus du cordon.* Thèse Paris, 1893.

GROZ (P.). — *Des procidences du cordon dans la poche des eaux.* Thèse Lyon, 1902.

HIPPOCRATE. — Aph. 56 du liv. V.

JOB. — *Annales de Gynécologie et d'Obstétrique,* sept. 1911.

LABELLE (E.). — *Contribution à l'étude des procidences dans les présentations céphaliques.* Thèse Paris, 1904.

LAFITEDUPONT. — *De l'insertion vicieuse du cordon ombilical.* Thèse Paris, 1903.

LEBERT. — *Contribution à l'étude de l'hémorrhagie liée à l'insertion vicieuse du placenta et de son traitement.* Thèse Nancy, 1898.

LEVRET. — L'Art des Accouchemens. Paris, 1766.

— *Observations sur les causes et les accidents de plusieurs accouchemens laborieux.* Paris, 1770, et *Suite des Observations,* Paris, 1770.

LEVY. — *Du liquide amniotique coloré.* Thèse Paris, 1893.

Louise BOURGEOIS, dite BOURCIER, sage-femme de la Royne : *Observations diverses* sur la stérilité, perte de fruict, fécondité, accouchemens et maladies des femmes et enfants nouveaux-naiz. Amplement traictées et heureusement pratiquées par elle. Paris, 1602-1626.

MONSIORSKI. — *Etude historique sur l'insertion vicieuse du placenta.* Thèse Paris, 1896.

MAURICEAU. — *Traité des maladies des femmes grosses et de celles qui sont accouchées,* VIe édition, Paris, 1721 (une étant de 1681).

Paul BAR, A. BINDEAU, J. CHAMBRELENT. — *La pratique de l'art des accouchements,* IIe édition, Paris, 1909.

PINARD. — *Clinique obstétricale,* Paris, 1889.

— *Annales de Gynécologie,* 1886.

PORAK. — *Nouvelles Archives d'Obstétrique et Gynécologie*, 25 mars 1888.

— *Journal d'Obstétrique et Gynécologie*, 1888.

RONDOT. — *Des insertions vicieuses du cordon ombilical.* Thèse Paris, 1898.

ROUCH (G.). — *Contribution à l'étude thérapeutique du placenta prævia.* Thèse Montpellier, 1894.

TOURNEUX (F.). — Précis d'Embryologie humaine, Paris, IIe édition, 1911.

WINCKEL (F. von). — *Handbuch der Geburtshülfe*, Wiesbaden, 1904.

TABLE DES MATIÈRES

www.ingramcontent.com/pod-product-compliance
Ingram Content Group UK Ltd.
Pitfield, Milton Keynes, MK11 3LW, UK
UKHW021216230726
13926UKWH00003B/1051